Te $\frac{91}{65}$

I0070353

D'UNE MÉTHODE ENCORE PEU CONNUE

POUR LA

RÉDUCTION DES HERNIES ÉTRANGLÉES

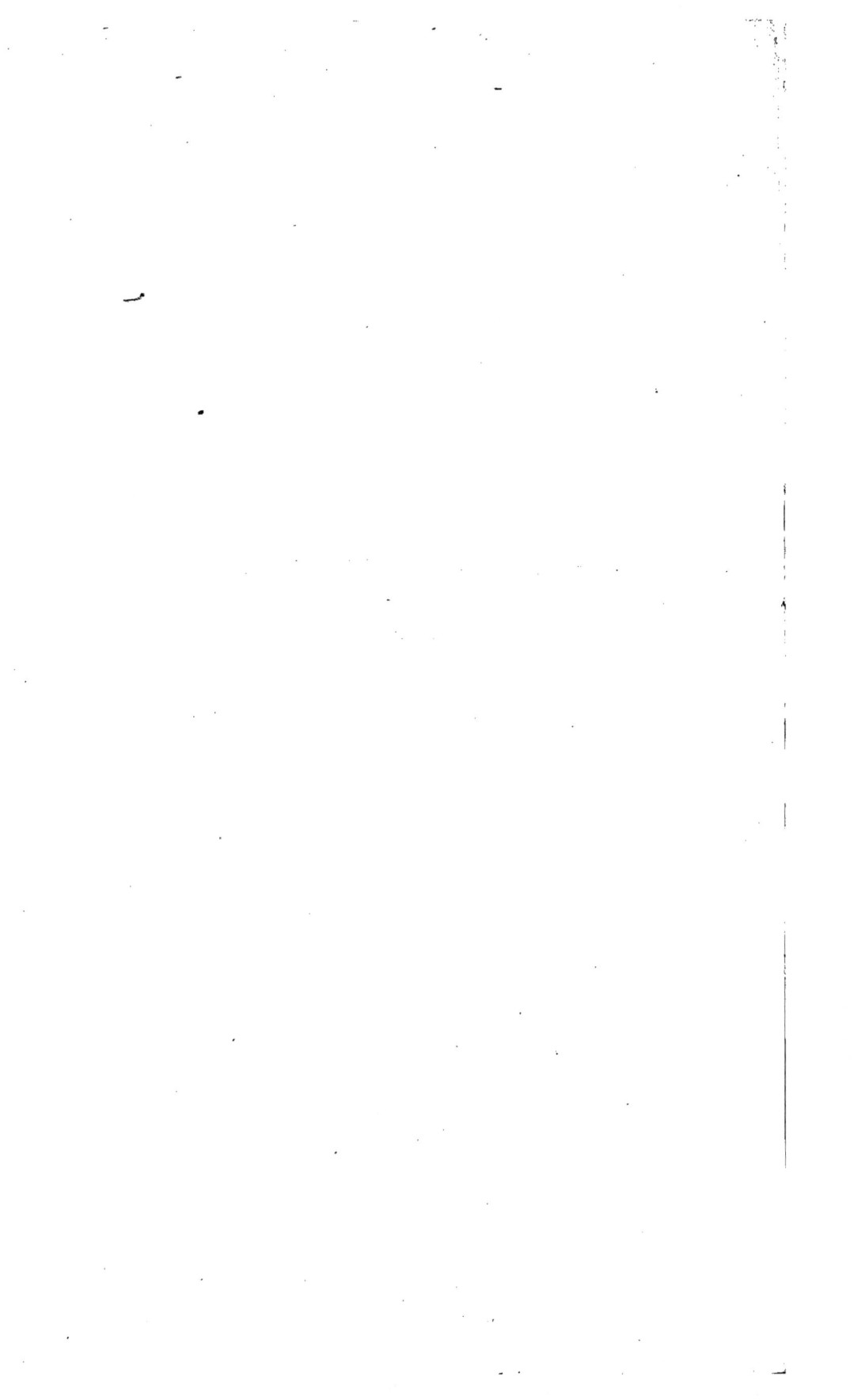

D'UNE MÉTHODE ENCORE PEU CONNUE

POUR LA

RÉDUCTION

DES

HERNIES ÉTRANGLÉES

PAR

LE Dr CHAVERNAC

Chirurgien chef interne de l'hôpital d'Aix.

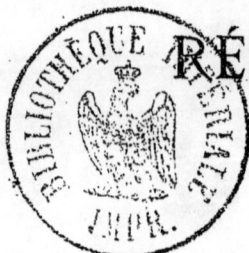

———— ⚬⚬⚬ ————

MARSEILLE.

TYP. ET LITH. BARLATIER-FEISSAT PÈRE ET FILS.

Rue Venture, 19.

—

1869.

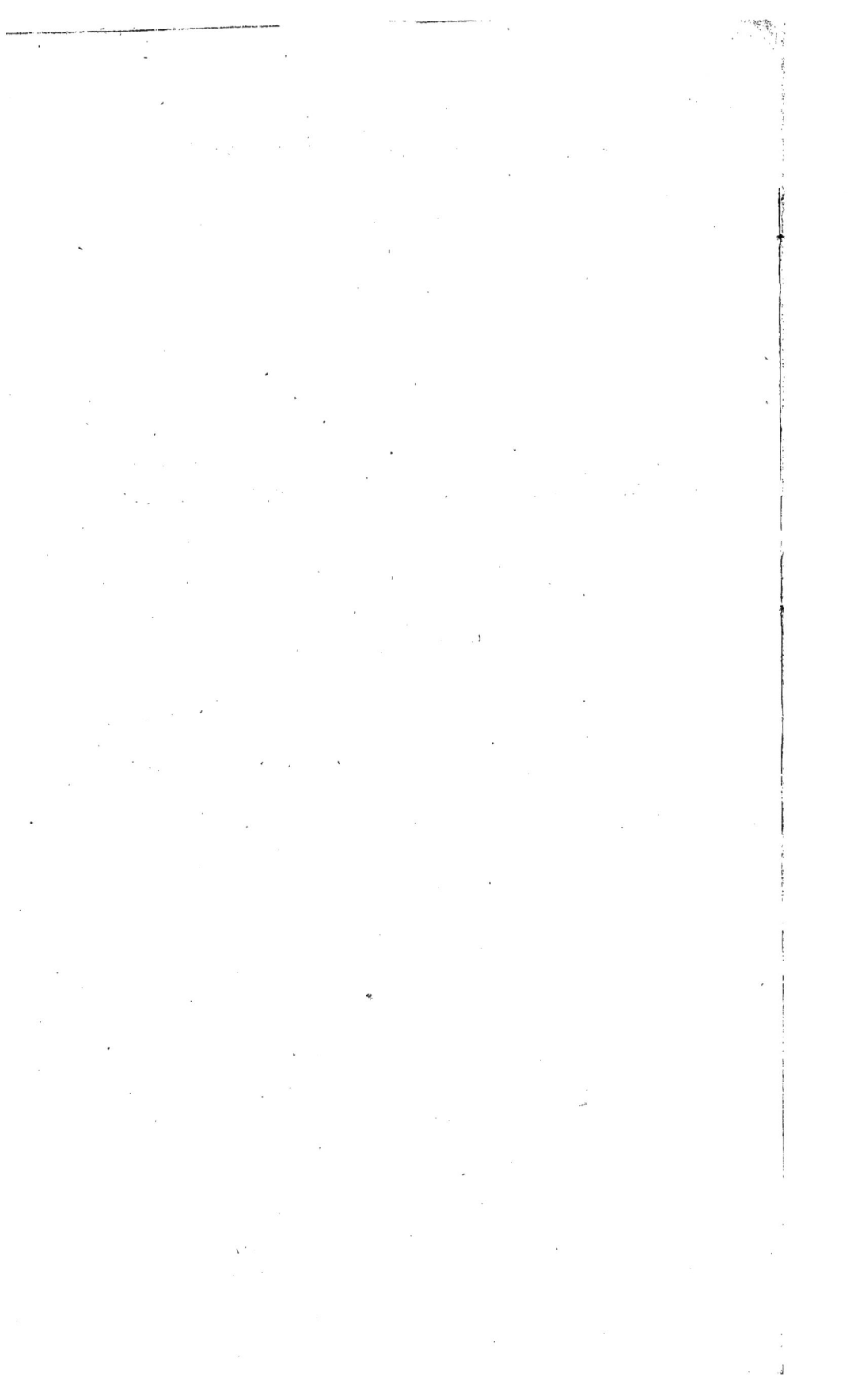

D'UNE MÉTHODE ENCORE PEU CONNUE

POUR LA

RÉDUCTION DES HERNIES ÉTRANGLÉES

Par la soudaineté de son évolution, la violence de ses symptômes et l'imminence d'une issue fatale, la hernie étranglée réclame l'intervention prompte et intelligente du chirurgien.

Le diagnostic de cette maladie est ordinairement facile. Il est cependant des circonstances qui le rendent embarrassant. Je ne citerai qu'un fait :

L'année dernière nous avons pratiqué l'autopsie d'une femme qui s'est laissée mourir d'une hernie crurale étranglée pour ne pas lever le pan de sa chemise et montrer à l'interne de garde la maladie qui la faisait cruellement souffrir : la pauvre femme a payé de sa vie la fausse honte qui a dérouté la sagacité de l'interne. Ce serait le cas de dire avec Horace :

Stultorum incurata pudor malus ulcera celat (Ep. XVI à Quinctius).
Les sots rendent leur mal incurable en le cachant par fausse honte.

Le traitement, au contraire, en est quelquefois fort difficile. C'est donc faire une œuvre utile que d'attirer l'attention sur un moyen fort peu connu, dont les livres classiques ne parlent pas encore, qui est toujours utile et souvent indispensable, pour la réduction des hernies.

Je veux parler de l'anesthésie locale (par l'éther). Ce moyen n'est pas neuf, puisqu'il y a déjà cinq à six ans qu'il a cours dans la science ; mais peut-être a-t-il été trop rarement employé contre la hernie étranglée.

Nous venons témoigner en sa faveur, parce que, dans une dizaine de cas, il a rendu à nos malades un immense service en leur supprimant les dangers d'une opération et partant en leur sauvant la vie.

Nous poursuivons tous le même but, parvenir à la guérison du plus grand nombre de malades ; chacun doit apporter sa pierre. Afin de faire ressortir les avantages de la méthode que nous employons, nous croyons utile d'exposer en quelques mots les avantages et les inconvénients des procédés employés jusqu'à ce jour.

Les moyens thérapeutiques préconisés contre l'étranglement sont fort nombreux.

Les uns ont des effets puissants, les autres ne sont que leurs auxiliaires : tous sont du domaine médico-chirurgical.

A quelque moment que l'on soit appelé pour une hernie étranglée, c'est un devoir et une règle pour le chirurgien de tenter le taxis.

Cette manœuvre opératoire, consacrée par la pratique de tous les âges, par l'habitude de tous les gens de l'art, doit être méthodique, bien faite, sans violence, toujours avec une pression égale, uniforme, soutenue pendant assez longtemps; à ces conditions on réussit quelquefois au début de la maladie ; mais que l'on se garde de faire comme le voulait Amussat, de pratiquer le taxis gradué et forcé. On risque de faire éclater l'intestin sous ses doigts et le malade meurt le lendemain, au moment où l'on croit la guérison en bonne voie. Il ne faut jamais désespérer du taxis, surtout quand on lui vient en aide avec d'autres procédés thérapeutiques. Mais il n'est pas rare de le voir échouer, même dans les mains des chirurgiens les plus habiles. Alors chaque praticien essaie des remèdes qu'il apprécie diversement suivant ses connaissances particulières.

Les uns, avec Astley Cooper à leur tête, saignent le patient jusqu'à la syncope. Ce procédé a pu réussir, nous n'en doutons point, mais à la condition de l'opportunité du moment où l'on pratique la saignée ; la gravité de la maladie, le tempérament quelquefois débilité du malade, l'âge de la hernie ..... etc. sont autant de conditions qui rendent cette méthode inapplicable.

Les émissions sanguines locales sont d'un fâcheux emploi, attendu qu'elles appellent un afflux sanguin vers la partie même que l'on cherche à dégorger. Nous n'hésitons pas à les proclamer mauvaises.

Quelques chirurgiens, voulant mettre à profit la pesanteur même des organes contenus dans l'enceinte abdominale, ont essayé de donner au malade des positions capables de favoriser les efforts du taxis. Les uns, avec Anéaulme, font mettre l'herniaire en pronation d'autres (Fabrice d'Aquapendente, Covillard...) le suspendent par les pieds; d'autres enfin (Sharp et Louis,) par les jarrets. Pour une fois que ces moyens sont adjuvants, ils sont cent fois infidèles. Il en est de même de la succussion, que Ribes a tant vantée. Quant aux efforts de toux, que A. Cooper prétend avoir vu rendre efficaces les tentatives de taxis, il ne faut pas y attacher une grande importance; ils ont toujours des effets contraires. Tout le monde sait, en effet, que lorsqu'on veut faire saillir une hernie, on ordonne au malade de tousser. Il serait plus logique de faire comme les paysans russes, qui s'appliquent une grande ventouse sur les parois abdominales, laquelle en attirant les viscères de l'intérieur, exerce une traction sur les parties herniées.

Dans l'antiquité, on essayait de diminuer le volume de la hernie, en donnant issue aux gaz contenus, par des piqûres sur la tumeur: pratique dangereuse, jetée dans un éternel oubli par Pott et Sabatier.

Un procédé imaginé par Rivière, et repris dans ces derniers temps par les Anglais, consiste à distendre la portion inférieure de l'intestin en insufflant de l'air par l'anus. O. Beirn prétend en avoir retiré de grands services, puisqu'il dit avoir réussi onze fois sur seize. On pourra donc mettre à contribution ce procédé toutes les fois qu'on le jugera à propos, vu son innocuité parfaite. De Haen et autres ont remplacé l'air par la fumée de tabac.

Ceci m'amène à parler des lavements.

Les liquides médicamenteux portés dans le gros intestin et vantés jusqu'à ce jour ne jouissent pas tous du même crédit. Les lavements simples ont pour but, en débarrassant la portion inférieure du tube digestif, de susciter les contractions du gros intestin, qui, se communiquant à l'anse étranglée, peuvent la dégager dans certains cas. Evidemment ce sont les plus utiles.

A. Cooper a conseillé et mis en pratique les lavements de tabac ; mais depuis qu'il a eu à enregistrer un empoisonnement mortel, il n'a pas eu beaucoup d'imitateurs. Ils produisent des effets à peu près analogues à ceux de la saignée poussée jusqu'à la syncope. L'abattement du malade devient très grand ; il y a radiation complète de forces, et si le remède échoue, que son action soit nulle, la scène change de tournure ; le herniaire se trouve dans des dispositions beaucoup plus fâcheuses pour la conduite à tenir ultérieurement.

Ce sont encore les Anglais qui ont essayé, avec plus ou moins de succès, des lavements de sel marin ou d'eau à la glace. Mais au moins, quand ceux-ci ne font rien, ils ne sont jamais nuisibles. Quant aux lavements purgatifs, ils sont seulement un peu plus actifs que les lavements simples.

Il y a peu de chirurgiens aujourd'hui qui aient fait inhaler le chloroforme à leurs herniaires ; Fano, qui l'a employé dans trois circonstances, prétend avoir réussi dans deux, mais il avoue qu'à la troisième, la mort a terminé cette tentative, et il dit que le chloroforme n'a pas été étranger à la rapidité de la mort qui a suivi la réduction de la hernie. Nuisible au premier chef, cet anesthésique ne doit plus apparaître devant une hernie étranglée. Réservons-le pour les malades dont l'état général est bon et il sera toujours disposé à leur rendre service (à la condition d'être pur).

Je cite, pour mémoire seulement, la strychnine et le café : ce sont des remèdes essentiellement infidèles dans la cure de la hernie étranglée.

Je ne puis passer sous silence les purgatifs employés par tout le monde et peut-être toujours avec le même insuccès. Il n'y a qu'un moment où ils sont utiles : c'est dans le cas où les accidents ont peu d'intensité, où les vomissements sont rares ou nuls. Mais passée cette période, quand l'étranglement devient plus manifeste, que les vomissements se succèdent à de courts intervalles, que l'état général s'aggrave, les purgatifs suscitent les contractions de l'estomac, le poussentà vomir de nouveau, débilitent le malade, et risquent de faire rentrer un peu plus de matière dans la hernie.

J'arrive aux procédés qui ont une action purement locale. Et tout d'abord, un moyen, qui a dû se présenter naturellement à l'esprit de quiconque a voulu réduire une hernie, c'est la compression. Elle peut se faire de plusieurs manières : Velpeau la pratiquait avec un suspensoir garni de compresses. On a proposé, mais sans l'avoir jamais appliqué, je crois, de faire la compression avec une vessie pleine de mercure. L'application en serait difficile, attendu que la hernie se rencontre rarement sous une forme susceptible d'être coiffée exactement par la vessie.

Dans le cas où la chose serait possible, on conçoit très bien que le mercure puisse agir par son poids d'abord, et par sa basse température ensuite.

Dans ces derniers temps, Maisonneuve a essayé de faire la compression d'une manière plus facile et plus heureuse. Il commence d'abord par pédiculiser la tumeur le plus possible ; puis il étreint ce pédicule par deux ou trois tours de bande de caoutchouc. Ce procédé paraît lui avoir réussi ; nous ne pouvons le critiquer, attendu que nous ne l'avons jamais employé; mais nous voyons d'ici quelques inconvénients à cette étreinte vigoureuse; d'abord la douleur : tout le monde sait combien sont sensibles les parties étranglées, enflammées, au point que la pression seule des doigts arrache des cris déchirants aux pauvres malheureux.

De plus, il n'est pas toujours facile de former un pédicule à la tumeur, et, dans les hernies crurales, qui, d'ordinaire, sont peu volumineuses, cette opération est impraticable. Cependant il faut garder ce moyen dans la thérapeutique et l'avoir présent à l'esprit en temps opportun.

Les bains sont utiles, parce qu'ils assouplissent les téguments, qu'ils relâchent les parois abdominales, qu'ils déterminent une excitation générale, bientôt suivie d'une faiblesse d'autant plus grande que la température du bain est plus élevée. Mais il n'est pas toujours possible de donner un bain à son malade.

Je ne parlerai pas des cataplasmes émollients, des fomentations tièdes qui ne méritent aucune confiance légitime, par cela même qu'ils peuvent être nuisibles ; en effet, en raréfiant les gaz contenus, en favorisant la dilatation des capillaires, ils occasionnent le développement de l'anse hernée, et un afflux sanguin vers les enveloppes.

On fait aujourd'hui bon marché, et cela avec beaucoup de raison, des applications narcotiques usitées sous toutes les formes. La pratique journalière en a fait justice. Ceux qui ont préconisé les préparations belladonnées ou opiacées, ont oublié qu'elles ne peuvent exercer aucune action sur le lien constricteur, qui, d'ordinaire, est cellulo-fibreux ou celluleux mais jamais pourvu de nerfs.

L'électro-puncture n'a pas été suffisamment expérimentée contre la hernie étranglée ; elle pourrait être efficace dans quelques cas, en suscitant les contractions de l'intestin. Mais c'est encore une de ces ressources qu'on n'a pas facilement sous la main.

Nous trouvons enfin dans le cadre thérapeutique, très varié d'ailleurs, de la hernie étranglée, une autre série de moyens, qui ont une valeur réelle par leur grande efficacité et leur complète innocuité, s'ils sont convenablement administrés. J'ai nommé les réfrigérants.

Je ne puis m'empêcher de raconter le fait suivant, que tout le monde connaît : J.-L. Petit allait pratiquer l'opération de la hernie étranglée à un jeune enfant. Tout était prêt ; la grand'mère, inquiète à la vue de l'instrument tranchant, ne fait ni un ni deux, elle saisit un grand seau d'eau froide, et le jette avec violence sur les parties génitales de l'enfant. La peur, la sensation de froid arrachèrent un cri au malade ; il pleura beaucoup, mais la hernie était rentrée.

Ce fait vrai, authentique, a donné l'idée aux praticiens d'employer d'autres réfrigérants. Les uns ont employé la glace. Une vessie pleine de glace pilée a été placée sur la tumeur. Quand on n'a pas eu de glace à sa disposition, on en a fabriqué avec les sels ammoniacaux. Évidemment ces moyens sont très utiles par la condensation des gaz et l'anesthésie partielle qu'ils déterminent ; mais il y a des inconvénients sérieux qui viennent contrebalancer leur efficacité. Il n'est pas toujours facile d'avoir de la glace, ni un mélange réfrigérant. A la campagne, dans les villages on manque quelquefois de tout, de linge même : il y a impossibilité matérielle de s'en procurer. En outre, la glace appliquée dans une région chaude, tuméfiée, enflammée, se fond vite, et au bout de quelques instants, on n'a plus qu'une température tiède, qui est alors sans action. Quand Goursaud a voulu faire le procès à la glace, il a donné un argument sans valeur ; il a prétendu que, dans les cas d'épiplocèle, la réfrigération était capable de coaguler la graisse. Boyer et Astley Cooper lui ont adressé des reproches bien plus sérieux. Le premier craignait de voir arriver, après son application, des réactions et la gangrène consécutive. Le second a vu la peau couverte d'escharres ; et, même, dans ce cas malheureux, les viscères herniés, n'étant pas altérés, furent réintégrés dans la cavité abdominale, et le malade guérit.

La glace calme les couleurs, modère l'inflammation, crispe la peau, condense les gaz ; mais son action n'est ni assez énergique ni assez rapide. Or, l'étranglement exige une intervention prompte. La pulvérisation de l'éther, fortement projeté sur la hernie, réalise les mêmes avantages sans en avoir les inconvénients.

Voici quelques faits à l'appui de cette manière de voir.

Je les donne par ordre chronologique pour en déduire ensuite les indications rationnelles basées toutes sur l'observation directe.

OBSERVATION I. (HOSPICE DES INCURABLES).

Hernie inguino-scrotale gauche engouée.

Le nommé Jullien, âgé de 70 ans, était atteint depuis fort longtemps d'une hernie inguinale double. —Il la maintenait tant bien que mal par un mauvais bandage. Quand la double hernie faisait irruption au dehors, le scrotum prenait un développement énorme, comme la tête d'un adulte.

Une nuit, vers une heure, dans le courant du mois de novembre 1866, la hernie gauche, à la suite d'un accès d'asthme, s'insinua sous la pelote du bandage, et sortit tout entière de l'abdomen. Jullien n'y prit pas garde et n'eut pas la précaution de la faire rentrer de suite.

La hernie ne tarda pas à s'engouer et un commencement d'étranglement se produisit. Il essaya bien à plusieurs reprises la réduction, mais bientôt survinrent des douleurs dans le ventre, qui allèrent en augmentant d'intensité — le hoquet et les vomissements annoncèrent le péril de la situation. — Jullien ne dormit pas du reste de la nuit, il attendit le jour. — A six heures, l'interne de garde appelé, tente en vain le taxis, une ou deux fois, il fait mettre cataplasmes et extrait de belladone sur la tumeur.

A neuf heures du matin, avec les docteurs Gouyet, Castellan et les internes, nous pratiquons le taxis tout en projetant de l'éther fortement pulvérisé sur la hernie. A la deuxième tentative, c'est-à-dire en moins de dix minutes, la hernie rentra.

Le malade avoua qu'il n'était pas venu du corps depuis deux jours. — On lui prescrit 30 gr. d'huile de ricin. — La journée fut bonne — et les jours suivants Jullien reprit son train de vie antérieur.

La hernie, qui était tout entière formée d'une anse intestinale, n'était pas, à proprement parler, étranglée ; elle était engouée. Aussi nous ne donnons pas ce fait comme probant. Il est probable que le taxis prolongé ou d'autres moyens en auraient fait tout autant.

D'ailleurs un seul fait est toujours sujet à contestation.

L'observation suivante constate mieux le bon effet de l'anesthésie locale.

OBSERVATION II.

Hernie crurale droite étranglée.

La femme Tassy, née Raynaud, Virginie, âgée de 50 ans, domiciliée à Aix (Bouches-du-Rhône), portait depuis plusieurs années un bandage pour maintenir une hernie crurale du côté droit..

Elle avait à lutter depuis longtemps contre une constipation opiniâtre. Un beau jour sa hernie sort et il lui fut impossible de la faire rentrer. Elle resta près de trente heures chez elle, dans des souffrances qui menaçaient de devenir de plus en plus fortes. Elle se fit transporter à l'hôpital le 19 décembre 1867, à la fin du deuxième jour. Elle accusait des coliques très fortes , le ventre était un peu ballonné et douloureux à la pression. Les nausées et les vomissements se répétaient à des intervalles assez rapprochés; le hoquet, qui s'était déclaré quelques heures avant son entrée, devenait plus fréquent—la malade était anxieuse, se plaignait souvent, sa figure exprimait la violence de ses souffrances; son pouls était petit et très accéléré.

Elle nous raconta qu'elle n'avait pas eu de selles depuis trois jours. La hernie était grosse comme un œuf de dinde, située dans le pli de l'aine, immédiatement au dessous de l'arcade crurale, que l'on sentait très bien, et plus rapprochée de la partie interne. — Elle était arrondie, sonore, rénitente, douloureuse au toucher; elle se laissait très bien délimiter, et on pouvait sentir battre l'artère crurale à la partie externe de la tumeur. Le diagnostic porté fut: Etranglement d'une entérocèle qui s'était faite par l'entonnoir crural.

Suivant toujours la pratique habituelle de tous les gens de l'art, j'essayai une première fois de faire rentrer la hernie par le taxis. — Au bout de dix minutes, cette tentative restant infructueuse, j'envoyai chercher l'appareil à anesthésie.—Un jet d'éther fut dirigé sur la tumeur, et en moins de cinq minutes, un nouvel essai de taxis fit rentrer l'anse intestinale dans l'abdomen en faisant entendre un bruit de gargouillement, à la grande satisfaction des assistants et surtout de la malade.

On lui fit donner un bain immédiatement, puis un purgatif et une pilule d'opium pour la nuit. Le bandage fut renouvelé et au bout de trois jours la malade sortit de l'hôpital entièrement guérie.

Nous l'avons vue depuis, plusieurs fois, elle se porte à merveille.

Etaient présents à la réduction: le docteur Castellan et les internes Yvan et Bec.

Dans ce cas, il est certain que l'anesthésie locale a agi, et il s'agissait d'un étranglement et non pas d'un engoûment.

Un autre fait témoigne encore en faveur de ce procédé de réduction, parce que l'étranglement était plus ancien et les accidents qu'il occasionnait étaient plus violents.

Observation III.

Hernie inguino-scrotale étranglée.

Le nommé Berton, César, domestique, de Lauris (Vaucluse), âgé de 23 ans, est atteint depuis l'âge de treize ans d'une hernie inguino-scrotale droite qu'il maintenait par un bandage.

A la suite d'un gros repas fait le samedi soir 1er février 1868, il fut pris d'indigestion le lendemain dimanche. Ce jour là, il allait monter en chemin de fer à quatre heures du soir, lorsque, faisant un effort pour entrer dans le wagon, il sentit sa hernie s'échapper brusquement et fuser sous son bandage. Instantanément se déclarèrent de si violentes douleurs qu'il fut obligé de retourner.

Il essaya, mais en vain, de faire rentrer la tumeur. Dans la nuit, le symptômes de l'étranglement se déclarent; le lundi, le docteur Lisbonne prescrit purgatif, lavements, cataplasmes, application de vingt sangsues, bains répétés, tente plusieurs fois le taxis, mais toujours infructueusement. Une nouvelle tentative faite le mardi, après un bain, n'ayant pas eu plus de succès, on transporte le malade à l'hôpital, où il arrive le 4 février à dix heures du soir.

Au premier examen, nous trouvons : Le pouls petit, fréquent — le faciès altéré, le nez froid, les extrémités froides aussi, le ventre douloureux, tendu, météorisé. Le malade, qui n'a pas eu de selles depuis quatre jours, est en proie à un hoquet et à des nausées continuels. Cependant il n'a pas vomi depuis la veille.

La tumeur, que nous trouvons dans la bourse droite, est volumineuse, plus grosse que le poing, oblongue, opaque, fluctuante, douloureuse au toucher, et donnant la sensation de gargouillement. Il est facile de s'assurer que le siége de l'étranglement est au niveau de l'anneau externe.

Nous pratiquons immédiatement une première tentative de taxis prolongée pendant plus de dix minutes, toujours avec le même insuccès que notre confrère le docteur Lisbonne. Nous faisons mettre le malade dans un nouveau bain, où il reste près d'une heure. A minuit, avec le concours du docteur Chabrier, nous pratiquons une seconde fois le taxis, mais cette fois, en projetant sur la tumeur un jet d'éther pulvérisé. En moins de dix minutes, la hernie rentra, et le malade soulagé proféra des paroles de reconnaissance.

Purgatif
{ huile de ricin........ 15 gr.
{ huile d'amande douce 15 gr. — Potion opiacée. —
{ Sirop de Limon...... 15 gr.   Spica de l'aîne.

Le lendemain, le malade vient abondamment du corps — il est très content. — Son ventre est un peu douloureux à la palpation. Huit jours après il demande son exeat.

Après ces deux derniers faits, est-il possible de nier l'action bienfaisante de l'anesthésie locale ? Si quelqu'un en doutait encore, voici d'autres faits capables d'ouvrir les yeux aux plus incrédules.

OBSERVATION IV.

Hernie crurale droite étranglée

Fouquet, Charles, âgé de 52 ans, chapelier d'Aix, avait vu, au commencement de l'année 1868, se développer à la cuisse droite une hernie crurale pour laquelle un docteur avait ordonné un bandage. Vers le 20 du mois de février, la hernie sortit sans cause connue ; Fouquet négligea de la faire rentrer ; le lendemain une constipation, accompagnée de coliques violentes, l'obligea d'interrompre son travail. Les jours suivants, le ventre se ballonna et devint très-douloureux, les nausées et les vomissements aggravèrent tellement sa situation, qu'il se fit conduire à l'hôpital le 24 février à cinq heures du soir. A la porte, il ne s'expliqua pas bien sur la date de sa maladie, et l'interne de garde se contenta de lui ordonner un bain de siége avec cataplasme belladonné sur la tumeur. A 9 heures du soir, les vomissements devenant plus fréquents, on me fait appeler et je trouve l'état suivant : Anxiété, plaintes continuelles, face crispée, pouls petit, concentré, douleurs abdominales très-vives, tumeur située au-dessous de l'arcade crurale droite, très-douloureuse au toucher, grosse comme un œuf de dinde, rénitente.

Une première tentative de taxis restant infructueuse, nous projetons sur la hernie de l'éther pulvérisé, et au bout de quelques minutes, la tumeur, qui a un peu diminué de volume, laisse percevoir le gargouillement. Le taxis, prolongé encore pendant dix minutes, fait rentrer l'intestin.

Après cette réduction, on sent sous la peau, dans le sac herniaire, un corps qui donne la sensation de parchemin, mais qu'il est impossible de faire rentrer.

Prescription. — 40 grammes d'huile de ricin. — Lavements émollients. — Bandage contentif. — Cataplasmes sur le ventre.

Dans la nuit, le malade dérange son bandage, et la hernie se reproduit. A la visite du matin, 25 février, nous trouvons le malade dans un état très-grave : il a vomi la purge; pouls petit, concentré, très-fréquent, grande agitation, faciès tiré exprimant de grandes souffrances. Algidité, cyanose commençante. La hernie est moins volumineuse que la veille. De nouvelles tentatives la font rentrer, mais il reste encore dans le sac cet inconnu toujours irréductible. Le malade meurt à midi.

Autopsie. — Le sac herniaire rouge, fortement injecté, était adhérent avec les parties environnantes, son collet était excessivement rétréci. Il renfermait une partie du grand épiploon frappé de gangrène. Dans la cavité abdominale, on voyait sur tout l'intestin contenu dans la fosse iliaque droite les traces d'une péritonite intense, rougeur, injection forte, adhérences. L'anse d'intestin grêle, qui avait été herniée, présentait une ouverture large comme une pièce de cinquante centimes, et dont les bords étaient sphacélés. Il n'y avait point de matières épanchées dans la cavité péritoniale.

Ce fait quoique très malheureux, ne prouve pas contre l'anesthésie locale.

La maladie était très ancienne et la réduction n'a pas empêché l'inflammation de poursuivre sa marche. Evidemment la réapparition de la hernie a contribué beaucoup à la perforation intestinale en aggravant le processus inflammatoire dont l'intestin était le siége.

— Comme mon intention n'est pas de proclamer l'infaillibilité de l'anesthésie locale dans la réduction de la hernie étranglée, je dois raconter les succès et les insuccès.

OBSERVATION V.

Hernie inguinale droite étranglée.

A l'asile des aliénés d'Aix, se trouvait le nommé Carrière, âgé de 38 ans, frappé de démence paralytique (monomanie ambitieuse). Cet aliéné avait en outre une hernie inguinale droite, qui était maintenue par un bandage. Vers le 25 février 1868, sa hernie s'étrangla. M. le docteur Pontier mit en usage le traitement médical le plus convenable et tenta plusieurs fois le taxis, mais toujours sans succès. Le 28 février, à une heure de l'après-midi, M. Pontier, qui avait entendu parler des bons effets de l'anesthésie locale, me fit appeler, et nous essayâmes ensemble ce moyen. Trois tentatives successives furent faites, mais toutes restèrent sans résultat.

La tumeur était volumineuse comme le poing, oblongue, presque mollasse, s'étendant dans les bourses, au fond desquelles était situé le testicule.

Le doigt pouvait facilement invaginer la peau dans l'anneau inguinal externe, ce qui nous donnait la certitude que le siége de l'étranglement était situé profondément.

L'insuccès de la réfrigération pouvait s'expliquer à *priori* soit par l'ancienneté de la hernie, soit par le siége même de l'étranglement.

Il fallut donc recourir à la kélotomie, qui fut pratiquée le lendemain, 29 février, à 11 heures.

Pli transversal de la peau au niveau de l'arcade crurale, maintenu par un aide, incision perpendiculaire et prenant le pli par son milieu, dissection des tissus couche par couche, ligature successive de trois artérioles. Arrivé sur le sac, on y pratique une boutonnière et à l'aide de la sonde cannelée, on l'incise de bas en haut jusqu'à l'anneau inguinal externe. Une épiplocèle se présente rouge, injectée et irréductible. Introduisant le doigt dans le canal inguinal, on va à la recherche de l'étranglement, qui, comme nous l'avions supposé, existait au niveau de l'anneau inguinal interne. Mais à l'aide de l'index, on a senti une hernie interstitielle étranglée. Alors, la contournant dans tous les sens, on a détaché les adhérences, mais non sans peine. La hernie a pu ainsi être réduite, et on a parfaitement senti l'anneau constricteur du diamètre d'une pièce de 20 centimes et qui était une éraillure du *fascia transversalis*, très-probablement. L'épiplocèle était adhérente au sac, celui-ci l'était aux parties voisines. Que faire de cette masse de graisse? Nous avons décidé de lui donner un coup d'écraseur linéaire. On a retranché ainsi une matière qui n'était bonne qu'à suppurer. Suture entrecoupée et pansement.

Le soir le malade vient du corps et ne vomit plus. Etat général bon, pas de fièvre. Le 1er mars, ventre un peu douloureux, distendu, mais c'est tout. Le 2, la plaie a bon aspect et semble se réunir par seconde intention; le malade n'est ni inquiet, ni agité prend du bouillon, va du corps, urine bien, pas de fièvre.

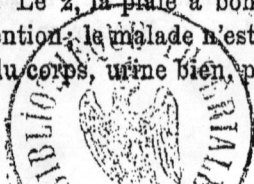

BIBLIOTHÈQUE IMPÉRIALE

Le 4, excitation nerveuse, pouls petit, fréquent, ventre ballonné, on lui met la camisole de force, La réunion n'a pas eu lieu. On voit un fond grisâtre avec escharres celluleuses.

Mort le 7. L'autopsie n'a pu être faite. L'autorité des parents l'a empêchée.

Il n'est pas étonnant que la réfrigération éthérée n'ait pas agi dans ce cas ; tout le monde comprend qu'elle ne peut pas faire diminuer le volume d'une masse de graisse, telle que l'épiploon.

Toutes les fois donc que l'on aura à faire à une épiplocèle, il ne faudra pas trop compter sur la pulvérisation de l'éther.

— Le succès est subordonné à l'exactitude du diagnostic.

— Un autre cas s'est aussi terminé par la mort ; malgré cette issue funeste, qui n'est pas imputable à la réduction, l'anesthésie locale a joué un rôle utile.

OBSERVATION VI.

Hernie inguino-scrotale droite étranglée.

Le 20 août 1868, le docteur Chabrier fut appelé, à 6 heures du soir, à l'auberge Meiffren, pour voir un berger de Gap, nommé Joubert, âgé de 54 ans, et atteint d'une hernie étranglée. Notre confrère tenta d'abord le taxis, mais sans parvenir à réduire la tumeur. Il n'insista pas, et vint me prier de lui aider avec l'anesthésie locale. La hernie inguino-scrotale droite était volumineuse comme une tête de fœtus. La peau rouge et distendue, la palpation douloureuse. Le malade raconta que sa hernie était ancienne, et qu'il la faisait rentrer ou sortir à volonté, mais qu'il n'avait jamais porté de brayer. La veille, à 10 heures du matin, une grosse masse intestinale pénétra par l'orifice et fit irruption dans la poche scrotale. Il n'en continua pas moins ses occupations, et s'en vint à pied au marché d'Aix. Le lendemain soir, il présentait tous les phénomènes de l'étranglement. C'est alors que nous essayâmes de faire rentrer la hernie au moyen du taxis et de la pulvérisation de l'éther. Deux tentatives suffirent pour cela, et il n'y eût qu'environ 30 centilitres d'éther employés.

Les symptômes graves réapparurent dans la nuit, et comme les souffrances étaient très-violentes, le malade se fit transporter à l'hôpital.

A minuit nous faisons rentrer la hernie, qui s'était partiellement reproduite.

Prescription. — 30 grammes d'huile de ricin. — Lavements. — Cataplasmes sur le ventre.

Le lavement ne fut pas rendu, la purge fut vomie, et la nuit fut très-mauvaise. A la visite du matin, M. le docteur Rimbaud, qui était de service, fait de nouveau rentrer la hernie.

Mêmes prescriptions.

Malgré l'application d'un bandage contentif, la hernie se reproduisit une troisième fois, entraînant avec elle toute la cohorte des symptômes fâcheux de l'étranglement. L'état général allant de mal en pire, le malade succomba à 5 heures du soir avec tous les signes d'une péritonite intense.

Autopsie. — Ouverture de la tumeur.—Liquide (hydrocèle vaginale), sac adhérent. Ouverture de l'abdomen. —Péritonite généralisée. Rougeur vive de l'intestin et du péritoine. Toutes les anses intestinales sont confondues, embrouillées, réunies par des brides, des exsudats de nouvelle formation. Au voisinage de l'orifice du sac, nous trouvons une perforation intestinale, toute petite. Beaucoup de liquide dans l'abdomen. Un os gros comme une phalangette à angles aigus dans une anse tout près de la perforation. Une grosse masse intestinale dans le petit bassin, dont on ne la retire qu'avec peine.

Les détails de l'autopsie montrent clairement que la péritonite avait une raison d'être à cause de la présence même de cet os au voisinage de la perforation intestinale, qu'il avait probablement occasionnée. — Je ne pense pas que l'on puisse invoquer ici les reproches que Boyer et A. Cooper adressaient à la glace, et accuser la réfrigération d'avoir sphacélé l'anse intestinale et déterminé par là la perforation.

A tous ces faits, viennent s'en ajouter d'autres, qui sont encore plus en faveur de ce procédé qui nous a rendu tant de services et que nous voudrions voir entrer dans la pratique usuelle d'une manière définitive, convaincu que nous sommes de sa grande efficacité et de sa parfaite innocuité.

OBSERVATION VII.

Hernie inguinale droite étranglée.

Le nommé Dioz, âgé de 54 ans, demeurant à Aix (rue des Trois-Ormeaux, n° 12), fut pris, dans la journée du jeudi, 16 juillet 1868, de violentes douleurs occasionnées par l'étranglement d'une hernie inguinale droite. Les docteurs Léon et Castellan furent appelés et instituèrent contre la maladie le traitement médical le plus rationnel. Tous les moyens employés ayant échoué, on proposa, dans la journée du dimanche, l'opération au patient et à la famille. Mais avant de recourir à ce moyen extrême, on fit encore des tentatives de taxis et de nouvelles applications de glace, et l'opération fut différée jusqu'au soir ou au lendemain matin. A 10 heures du soir, les consultants virent ensemble le malade, et trouvant que le mal avait fait des progrès rapides, ils ordonnèrent de faire tous les préparatifs pour l'opération. Le docteur Léon vint me prier de lui servir d'aide, et rencontrant le docteur Savournin, nous allâmes tous ensemble voir le malade. Après un examen attentif, dans notre conférence j'exposai les bienfaits que j'avais retirés dans plusieurs circonstances de la réfrigération éthérée ; et je proposai de l'essayer dans le cas actuel avant d'en venir à une opération sanglante. La proposition fut acceptée (peut-être avec défiance).

Les vapeurs d'éther furent lancées sur la tumeur et M. Léon s'emparant de la hernie la réduisit en moins de temps qu'il ne le faut pour le dire.

Les confrères étonnés proclamèrent hautement l'efficacité du procédé. Et qu'on ne vienne pas dire qu'il n'y avait point d'étranglement !

Il était si violent que le malade a mis plus de quinze jours à se rétablir.

A côté de ce fait incontestable, je dois à la vérité de signaler un cas d'insuccès.

OBSERVATION VIII.

Hernie inguinale droite engouée.

Sylvestre, Etienne, âgé de 58 ans, concierge de l'hôpital, est atteint depuis de longues années d'une double hernie inguinale.

Il n'a jamais pu supporter un bandage. Plusieurs fois, l'une ou l'autre de ses hernies s'est engouée. Dans le courant du mois de novembre, la droite s'engoua pendant la nuit. Il essaya de la réduire sans jamais y parvenir. La violence des douleurs devint telle qu'à 8 heures il se fit porter dans les salles. L'anesthésie locale échoua deux fois, à 11 heures il prit un bain où il tomba en syncope, et la hernie rentra.

Et pour terminer ces observations , voici la dernière qui m'a été racontée par les docteurs Chabrier et Gouyet.

OBSERVATION IX.

Hernie inguinale gauche étranglée.

Le 3 décembre 1868, M. Gouyet m'emprunte l'appareil à anesthésie et va, avec le docteur Chabrier, réduire une hernie à Pourrières (Var). Le malade vomissait des matières stercorales. La hernie était volumineuse comme le poing, et au troisième jour de l'étranglement, au bout de quelques minutes d'insufflation on put, sans beaucoup de peine, réduire la hernie.

L'état général du malade (âgé de 70 ans) était mauvais et menaçait de s'aggraver. — Nos confrères ont adressé des éloges à ce procédé et le croient appelé à rendre de grands services. Le malade est aujourd'hui guéri.

En publiant tous ces cas, nous avons scrupuleusement obéi aux exigences de la vérité et de l'authenticité.

Réflexions. De tous ces faits, il résulte pour nous la conviction que la pulvérisation de l'éther exerce une action certaine sur la hernie étranglée. Cette action est complexe.

1° La vapeur d'éther est d'abord anesthésique, c'est incontestable, et par cette propriété on peut pratiquer le taxis sans faire éprouver aux malades de trop grandes douleurs. En effet, tous ceux à qui nous l'avons appliquée, l'ont supportée sans se plaindre ; ils ont seulement accusé une sensation désagréable de cuisson dans les parties en contact avec l'éther.

2° Ce n'est pas tant comme anesthésique que l'éther a une action sur la hernie étranglée, mais bien comme réfrigérant.

En effet, sa pulvérisation produit sur l'organe une évaporation rapide qui détermine elle-même un refroidissement intense. Il suffit, pour se convaincre de ce fait, de lancer un jet d'éther sur la boule d'un thermomètre pour le voir descendre rapidement à — 15°. Je sais bien qu'on a proposé, il y a longtemps, de laisser couler de l'éther sur la hernie; mais ce moyen est insuffisant pour deux raisons : 1° Le froid obtenu n'est pas assez considérable ; 2° La volatilité de l'éther est trop grande.

Cette réfrigération soudaine, obtenue par la pulvérisation de l'éther, en abaissant rapidement la température du contenu, amène une brusque condensation des gaz renfermés dans l'entérocèle étranglée : Alors diminution du volume de la tumeur et de son pédicule, d'où possibilité plus grande de la faire rentrer dans son domicile naturel à travers le canal qui lui avait servi de viaduc.

Les effets de l'éther pulvérisé sont autrement plus efficaces que ceux de la glace, d'abord, parce que les vapeurs d'éther sont en contact avec toutes les parties de la tumeur; or la glace ne peut s'appliquer uniformément que sur une des faces de la hernie ; et tandis que la glace ne produit que lentement un froid de 0° à — 4°, en moins d'une minute l'éther nous donne un abaissement de — 15°.

De plus, la facilité qu'on a de se procurer de l'éther en tout temps et en tout lieu rend ce moyen préférable de beaucoup à tous les autres ;

3° La réfrigération instantanée, outre les effets physico-chimiques que nous venons de signaler, agit encore presque mécaniquement sur les capillaires, les resserre, combat ainsi l'inflammation et prévient les transsudations séreuses à travers les parois de ces vaisseaux

MM. Bourdillac et Betbèze, internes de M. Demarquay, ont publié un mémoire sur les effets de l'anesthésie locale par la pulvérisation de l'éther. Ils donnent la relation succincte de trente-deux observations, et à la date du 15 juin 1866, ils ne l'avaient pas encore employée dans la hernie étranglée.

Pour pulvériser l'éther, nous nous servons d'un appareil (dessiné ci-après) qui réalise un avantage sur tous les autres, en ce qu'il permet de graduer la quantité d'éther.

Les effets de la réfrigération éthérée ne sont pas toujours immédiats, ils peuvent tarder à se manifester suivant la chaleur, la tension des parties, l'âge de la maladie ; ce retard peut varier de quelques minutes à un quart d'heure ; aussi ne faut-il pas désespérer à la première tentative ; on est quelquefois obligé de revenir deux ou trois fois à la pulvérisation.

Voici en peu de mots la pratique que nous suivrons à l'avenir et que nous conseillons :

Devant une hernie étranglée, vierge ou non de tout traitement, nous pratiquerons le taxis pendant qu'un aide lancera un jet d'éther pulvérisé sur la tumeur, et principalement sur le pédicule. Nous répèterons ce moyen jusqu'à trois ou quatre fois, tout en appliquant dans l'intervalle les moyens médicaux que nous croyons les meilleurs ; et si le succès ne vient pas couronner nos efforts, nous conseillerons la kélotomie. M. Birkett a lu, à *the Oxford medical* meeting, un mémoire sur la mortalité par hernie. Il y établit que cent quarante-neuf décès arrivent annuellement par ce fait à Londres et 826 en Angleterre seulement ; ce qu'il attribue surtout à la violence du taxis ou au retard apporté à la kélotomie.

Cette opération est, comme toutes les autres, une ressource extrême qu'il ne faut exécuter que lorsque tous les moyens de l'éviter ont été épuisés. La plus légitime de tout le cadre nosologique, la Kélotomie, a été un bienfait immense le jour où Franco l'a inventée, et Ambroise Paré l'a adoptée. Le nombre des malades qui lui doivent la vie est incalculable. Mais nous croyons que, si l'anesthésie locale prend toute l'extension qu'elle mérite, elle lui enlèvera presque tous les cas d'entérocèles dont elle s'était emparée, pour ne lui laisser que les hernies épiploïques.

En résumé voici nos conclusions :

1° L'anesthésie locale produite par l'éther *rectifié* est très utile dans la réduction de la hernie étranglée.

2° Elle est indispensable.

3° Elle a une action sûre et certaine sur les entérocèles ;

4° Elle ne paraît pas avoir d'action sur les épiplocèles.

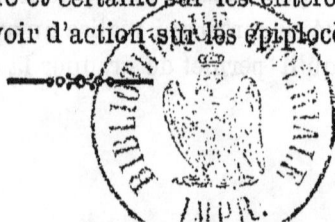

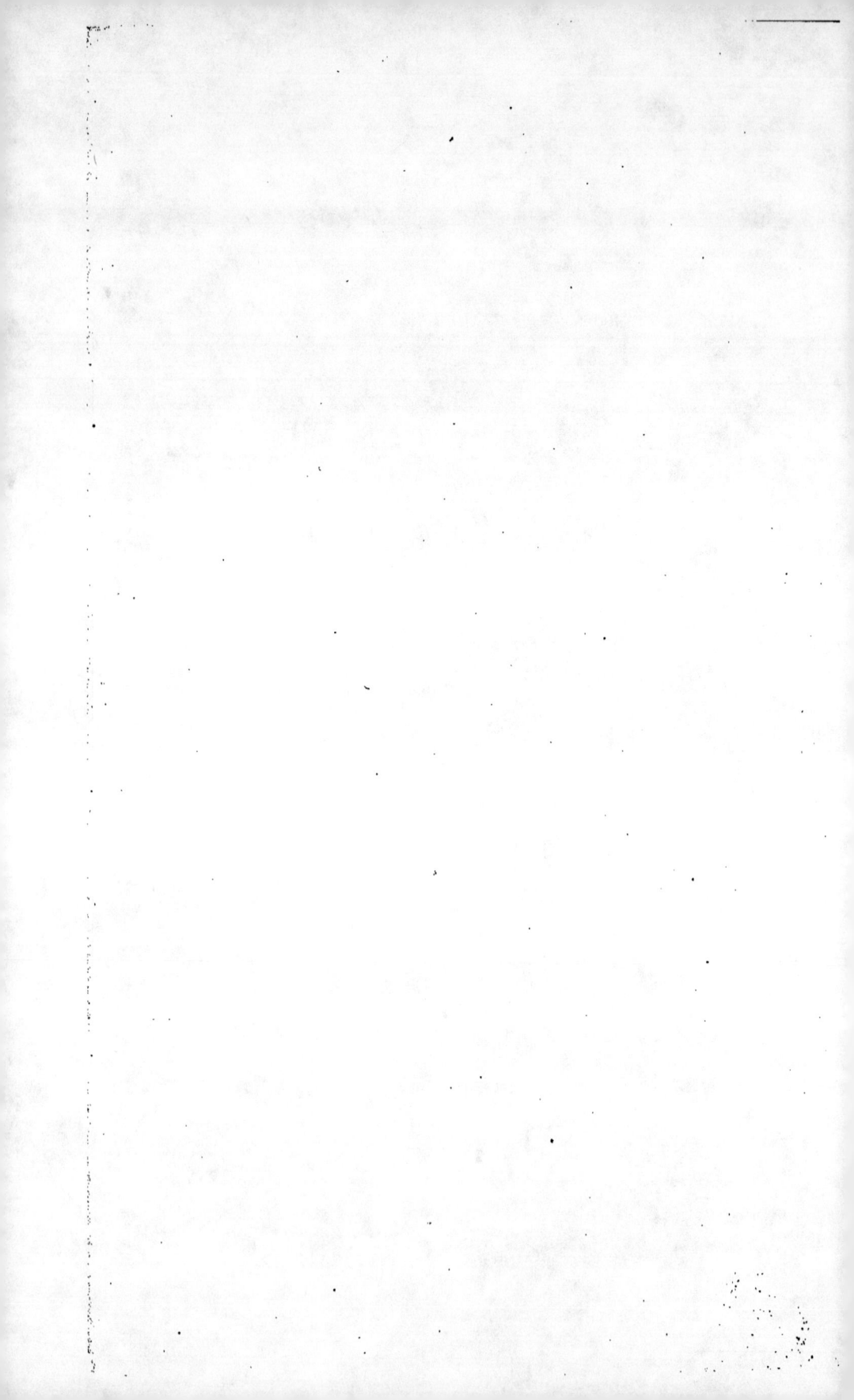

www.ingramcontent.com/pod-product-compliance
Lightning Source LLC
Chambersburg PA
CBHW032257210326
41520CB00048B/5316